BEI GRIN MACHT SICH IHR WISSEN BEZAHLT

AF144527

- Wir veröffentlichen Ihre Hausarbeit,
  Bachelor- und Masterarbeit

- Ihr eigenes eBook und Buch -
  weltweit in allen wichtigen Shops

- Verdienen Sie an jedem Verkauf

Jetzt bei www.GRIN.com hochladen
und kostenlos publizieren

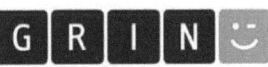

Sebastian Sauer

Internet, eine geeignete Kommunikationsform für ältere Patienten in Deutschland, um über chronische Erkrankungen zu informieren?

GRIN Verlag

Bibliografische Information der Deutschen Nationalbibliothek:

Die Deutsche Bibliothek verzeichnet diese Publikation in der Deutschen National-
bibliografie; detaillierte bibliografische Daten sind im Internet über http://dnb.d-
nb.de/ abrufbar.

Dieses Werk sowie alle darin enthaltenen einzelnen Beiträge und Abbildungen
sind urheberrechtlich geschützt. Jede Verwertung, die nicht ausdrücklich vom
Urheberrechtsschutz zugelassen ist, bedarf der vorherigen Zustimmung des Verla-
ges. Das gilt insbesondere für Vervielfältigungen, Bearbeitungen, Übersetzungen,
Mikroverfilmungen, Auswertungen durch Datenbanken und für die Einspeicherung
und Verarbeitung in elektronische Systeme. Alle Rechte, auch die des auszugsweisen
Nachdrucks, der fotomechanischen Wiedergabe (einschließlich Mikrokopie) sowie
der Auswertung durch Datenbanken oder ähnliche Einrichtungen, vorbehalten.

Impressum:

Copyright © 2009 GRIN Verlag GmbH
Druck und Bindung: Books on Demand GmbH, Norderstedt Germany
ISBN: 978-3-640-75923-1

Dieses Buch bei GRIN:

http://www.grin.com/de/e-book/162320/internet-eine-geeignete-kommunikations-
form-fuer-aeltere-patienten-in-deutschland

GRIN - Your knowledge has value

Der GRIN Verlag publiziert seit 1998 wissenschaftliche Arbeiten von Studenten, Hochschullehrern und anderen Akademikern als eBook und gedrucktes Buch. Die Verlagswebsite www.grin.com ist die ideale Plattform zur Veröffentlichung von Hausarbeiten, Abschlussarbeiten, wissenschaftlichen Aufsätzen, Dissertationen und Fachbüchern.

Besuchen Sie uns im Internet:

http://www.grin.com/

http://www.facebook.com/grincom

http://www.twitter.com/grin_com

Ist das Internet eine geeignete Kommunikationsform für ältere Patienten in Deutschland, um über chronische Erkrankungen zu informieren?

Fachbereich 11: Human- und Gesundheitswissenschaften
Bachelor of Arts Public Health – WiSe 2008/2009
Universität Bremen

Vorgelegt von
Sebastian Sauer

Inhaltsverzeichnis

Inhaltsverzeichnis

Verzeichnis der Abbildungen

Verzeichnis der Tabellen

1. Einleitung

In der wissenschaftlichen Literatur wird immer mehr davon gesprochen, dass Patienten[1] gesundheitsbezogene Internetinformationen zur ärztlichen Konsultation mitbringen (vgl. Kaltenborn 2001). Inwieweit sich die Kommunikationsform Internet eignet, um speziell die ältere Patientengruppe über chronische Erkrankungen zu informieren, stellt in anbetracht der demographischen Entwicklung (vgl. Statistisches Bundesamt 2006) aus Public-Health-Perspektive eine wichtige Fragestellung für die zukünftige gesundheitliche Versorgungssituation in Deutschland dar.

Inwieweit die Grundvoraussetzungen zu einer gesundheitsbezogenen Internetnutzung innerhalb der Personengruppe 50+ in Deutschland vorliegen, soll anhand der Faktoren zur sozialen Ungleichheit und den bekannten statistischen Kennzahlen zur Internetnutzung exemplarisch für die nicht übertragbaren chronischen Erkrankungen Adipositas, Typ-2-Diabetes, Herz-Kreislauf-Erkrankungen und Krebs mittels des aktuellen wissenschaftlichen Forschungsstandes diskutiert werden.

Hierzu werden im zweiten Kapitel definitorische Grundlagenbegriffe, sowie theoretische Grundlagenmodelle zur Medien- und Internetnutzung im Krankheitsfall vorgestellt. Im Anschluss (Kapitel drei) werden epidemiologische Grunddaten und vulnerable Gruppen der sozialen Ungleichheit, der hier zu untersuchenden chronischen Erkrankungen aufgezeigt. Das viertel Kapitel stellt statistische Kennzahlen zur Internetnutzung und den aktuellen wissenschaftlichen Forschungsstand zur gesundheitsbezogenen Internetnutzung der Personengruppe 50+ dar. Mögliche Vor- und Nachteile von internetbasierten Gesundheitsinformationen werden zum Überblick im fünften Kapitel tabellarisch aufgelistet, um abschließend im sechsten Kapitel die hier vorgestellten Ergebnisse kritisch zu diskutieren und um einen potentiellen Forschungsbedarf, der einen Einfluss auf die gesundheitliche Versorgungssituation in Deutschland haben könnte, aufzuzeigen.

---

[1]   Aus Gründen der Übersichtlichkeit wird innerhalb der Arbeit ausschließlich die männliche Form verwendet.

2. Definitorische Grundlagen

In den nachfolgenden Unterkapiteln werden die notwendigen definitorischen Grundlagen determiniert, sodass innerhalb dieser Forschungsfrage ein einheitliches Begriffsverständnis geschaffen wird.

2.1. (Internet –) Kommunikation und Information

„Unter Kommunikation wird der Prozess des Austausches von Bedeutung im Zuge sozialen Handelns verstanden" (Neverla et al. 2007, S. 25). Sender und Rezipient sind hierbei aktiv und intentional beteiligt und können grundsätzlich beide Kommunikationsformen annehmen. Ziel ist es, sich gegenseitig auszutauschen, zu vermitteln und zu verstehen (vgl. Neverla et al. 2007). In der optimalen Gesprächssituation stehen sich paritätische Partner persönlich gegenüber. Das Internet[2] stellt folglich keine Kommunikationssituation dar, sondern ist vielmehr Kommunikationsmedium, da Rezipienten „(…) allenfalls zeitlich, räumlich und sachlich extrem versetzt reagieren [können]" (Neverla et al. 2007, S. 25).

Die Information hingegen stellt keinen Handlungsprozess dar, sondern ist vielmehr „(…) die Eigenschaft einer Mitteilung[3], die Unsicherheit reduziert" (Neverla et al. 2007, S. 26).

2.2. Gesundheitskommunikation[4]

Die Gesundheitskommunikation „(…) ist jegliche Information und Kommunikation mittels und über medizinische und gesundheitliche Themen (…)" (Neverla et al. 2007, S. 20). Es beinhaltet alle Informations- und

---

[2]   Das Internet wird auch als Hybridmedium bezeichnet (vgl. Höflich 1997).
[3]   Ob Mitteilungen Informationen enthalten, „(…) ist abhängig vom Auge des Betrachters, nämlich von dessen Wissenstand und Wissensbedarf" (Neverla et al. 2007, S. 26).
[4]   Das Forschungsfeld der „Health Communication etablierte sich in den 1970er Jahren im nordamerikanischen Raum und fokussierte sich zunächst „(…) auf die praxisorientierte Analyse der Arzt-Patienten-Interaktion" (Neverla et al. 2007, S. 21).

Kommunikationsformen, sowohl medialer[5] als auch interpersonaler[6] Art. Neuere Definitionen der Gesundheitskommunikation schließen die Ebenen der Gruppen- und Organisationkommunikation, sowie die gesellschaftliche Kommunikation mit ein (vgl. Neverla et al. 2007). Nach Hurrelmann und Leppin (2001) bezeichnet die Gesundheitskommunikation demnach

„(...) die Vermittlung und den Austausch von Wissen, Meinungen und Gefühlen zwischen Menschen, die als professionelle Dienstleister oder Patienten/Klienten in den gesundheitlichen Versorgungsprozess einbezogen sind, und/oder als Bürgerinnen und Bürger an Fragen von Gesundheit und Krankheit und öffentlicher Gesundheitspolitik interessiert sind. Dieser Austausch kann direkt-personal, wie in der Arzt-Patienten-Interaktion oder in einer Interaktion unter Experten erfolgen, oder er kann durch Medien vermittelt sein" (Hurrelmann & Leppin 2001, S. 11).

2.3. Theoretische Modellannahmen zur Medien- und Internetnutzung im Krankheitsfall

Mediennutzung ist modellhaft als sinnkonstituierendes Handeln zu verstehen (vgl. Meyen 2001). Menschen, die Medien nutzen, „(...) tun dies als Teil ihrer Alltagspraxis und als Form ihres sozialen Handelns, das – wie jedes menschliche Handeln – im Prinzip intentional und sinnhaft geschieht" (Neverla et al. 2007, S. 27). Korrespondierend mit ihrer sozialen Lage und individuellen Befindlichkeit entscheiden sie selbst[7] über Art, Umfang, Zielsetzung und Sinnhaftigkeit ihrer Mediennutzung (Neverla et al. 2007).

Die theoretischen Modellannahmen zur Medien- und Internetnutzung im Krankheitsfall sind stark restriktiv, „(...) weil es den Rezipienten weder um eine beliebige und zufallsgenerierte Auswahl aus dem breiten Spektrum des Medienangebots [...] noch um Unterhaltung (...)" (Neverla et al. 2007, S. 27) geht. Deshalb handelt es sich bei der Medien- und Internetnutzung im

---

5   Zum Beispiel medizinische Fachbücher, Fachzeitschriften und allgemeine Massenmedien wie das Internet (vgl. Neverla et al. 2007).

6   Zum Beispiel Arzt-Patienten-Gespräche (face-to-face) (vgl. Beom 2002; Neverla et al. 2007).

7   Entspricht dem Regelfall für freie Individuen in der modernen Gesellschaft (vgl. Neverla et al. 2007).

Krankheitsfall primär um die Fragestellungen, „(...) ob und wie weit Menschen Medienangebote nutzen bzw. nutzen wollen und nutzen können, die für ihre Krankheit relevant[8] sind" (Neverla et al. 2007, S. 28). Demzufolge muss sich die Deutung des Informations- und Kommunikationshandelns im Krankheitsfall auf einen rezipientenzentrierten und nicht auf einen medienzentrierten theoretischen Ansatz fokussieren (vgl. Neverla et al. 2007).

Wenn sich Rezipienten den Medien zuwenden, wird dies wie zuvor beschriebenen als intentionales Handeln verstanden (vgl. Neverla et al. 2007). Als Ausgangslage erscheinen Konzepte der Informationssuche (vgl. Atkin 1973; Buchwalder 2001), die sich nicht nur auf die rationale Auswahl und Verarbeitung rein sachlicher Informationen konzentrieren, sondern auch emotionale Komponenten umfassen, im Vorteil gegenüber dem Uses-and-Gratifications-Approach[9], der die Bedürfnislage der Rezipienten zum Ausgangpunkt macht (vgl. Bonfadelli 1999). Das umfassendste prozessuale Verlaufsmodell zur Informationssuche bei der Medien- und Internetnutzung im Krankheitsfall ist das „(...) ‚Sense-Making', zu deutsch auch situatives Sinnkonstruktionsmodell oder ‚situationaler Ansatz des Informationsgebrauchs'" (Bonfadelli 1999, S. 175; zitiert nach Neverla et al. 2007, S.29) nach Dervin (1998). Nach der Grundidee Dervins (1998) ist die Mediennutzung als eine situative Problemlösung und Suche nach Sinnhaftigkeit zu verstehen. Sobald Wissenslücken bestehen, versucht der Rezipient diese unter Verwendung eines „(...) Mittels bzw. Mediums (...)" (Neverla et al. 2007, S. 30) zu lösen. Letztlich entsteht aus dieser Annahme heraus ein Dialog zwischen Informationssuchenden und den jeweilig relevanten Informationsanbietern auf medialer oder interpersonaler Ebene (vgl. Neverla et al. 2007).

Die reellen Informations- und Kommunikationsabläufe im Krankheitsfall lassen sich in Bezug auf die zu untersuchende Fragestellung dieser Arbeit am effektivsten mit dem so genannten „Comprehensive Model of Information Seeking" nach Johnson & Meischke (1993) untersuchen. In dem von Johnson & Meischke (1993) konzipierten Modell bilden die Merkmalsfaktoren auf Seiten der Rezipienten wie auch die Merkmalszuschreibungen auf Seiten der Medien das

---

[8] Die Nutzer haben einen Neuigkeits- und Nutzwert, der Unsicherheiten reduziert oder einen Informationsgewinn, der die Möglichkeit zur interpersonalen Kommunikation bietet (vgl. Neverla et al. 2007).

[9] Nach Bonfadelli (1999) weist der Uses-and-Gratifications-Ansatz empirisch ungenügend geklärte Komponenten der Bedürfnisse und ihrer Befriedigung durch die Medien auf.

Faktorenbündel, um das Informationsverhalten zu beschreiben (vgl. Napoli 2001; Neverla et al. 2007). Insbesondere die Faktoren Bildung, Alter und Geschlecht und deren signifikantes Zusammenspiel auf Seiten der Rezipienten, stehen hierbei nach empirischen Befunden im Mittelpunkt der Mediennutzung (vgl. Neverla et al. 2007). Die weiteren rezipientenorientierten Merkmalsfaktoren Betroffenheit, Salienz[10] und Beliefs können auch „(...) durch den Sammelbegriff des ‚Involvement', mit dem ein starker motivationaler Kern der aktiven Informationssuche gemeint ist" (Neverla et al. 2007, S. 31)", ersetzt werden. Bisher wurde die systematische Anwendung des Involvement-Konzepts im Bereich der Gesundheitskommunikation noch nicht angewendet (vgl. Neverla et al. 2007), sodass sich die Analyse, ob das Internet eine geeignete Kommunikationsform für ältere Patienten in Deutschland ist, um über chronisch Erkrankungen zu informieren, auf die theoretischen Modellannahmen zum rezipientenorientierten Verhalten (situationaler Ansatz des Informationsgebrauchs), sowie deren Merkmalsfaktoren (Bildung, Alter und Geschlecht) fokussieren wird.

3. Chronische Erkrankungen

In den nachfolgenden Analysen kann nicht auf alle chronischen bzw. nicht übertragbaren chronischen Krankheiten sowie deren signifikanten Kohorten und vulnerablen soziodemographischen Gruppen explizit eingegangen werden, deshalb wird sich die Analyse dieser schriftlichen Ausarbeitung auf die folgenden nicht übertragbaren chronischen Krankheiten[11]

- Adipositas,

- Typ-2-Diabetes,

- Herz-Kreislauf-Krankheiten und

- Krebs

---

[10] „Salient bedeutet soviel wie ‚hervorstechend', ‚hervortretend', ‚auffallend'" (Stolz 2000, S. 87).

[11] Nach Schauder (2005) sind weiterhin noch Zahnerkrankungen und Osteoporose, sowie die chronisch obstruktive Lungenerkrankung und dementielle Erkrankungen als nicht übertragbare chronische Krankheiten einzustufen.

und deren jeweils vulnerablen Alterskohorten und soziodemographischen Gruppen konzentrieren[12].

3.1. Adipositas

Insgesamt sind 17 % der Männer und 20 % der Frauen in Deutschland adipös (vgl. RKI 2007). Von 1984 – 2003 hat sich der relative adipöse Anteil bei den Frauen um +7,1 % und bei den Männern um +6,3 % erhöht (vgl. RKI 2007). Nach Schauder (2005) muss davon ausgegangen werden, dass aktuell knapp 20 Millionen Menschen von Adipositas betroffen sind. Wie der Abb. 1 zu entnehmen ist, nimmt der Anteil der adipösen Frauen und Männer mit steigendem Alter zu. Dies trifft insbesondere auf die Alterskohorten ab dem 50. Lebensjahr zu (vgl. RKI 2007).

Abbildung 1: Prävalenz von Übergewicht und Adipositas nach Alter und Geschlecht (RKI 2007, S. 112; Quelle: Mensink et al. 2005).

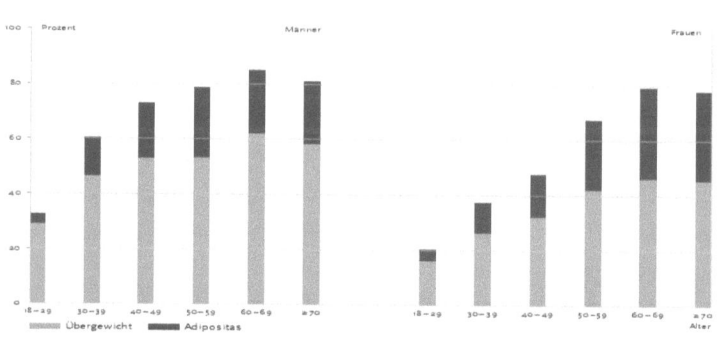

Des Weiteren sind sozial Benachteiligte[13], wie Abb. 2 verdeutlicht, häufiger von Adipositas betroffen, wenn sie einen niedrigeren Schultypus besucht haben. „Bei

---

[12] Bei den zu untersuchenden chronischen Erkrankungen wurden mit Blick auf die gesundheitliche Lage der Bevölkerung besonders relevante Erkrankungen ausgewählt.

[13] Nach Mielck & Helmert (2006) lässt sich die soziale Ungleichheit in vertikale und horizontale Ungleichheiten unterteilen. Zur vertikalen sozialen Ungleichheit können Bildung, Beruf und Einkommen und zur horizontalen sozialen Ungleichheit Merkmale wie Alter, Geschlecht und Nationalität gezählt werden.

Frauen macht sich der Bildungsgradient dabei noch etwas stärker bemerkbar als bei Männern" (RKI 2007, S. 115).

Abbildung 2: Prävalenz von Übergewicht und Adipositas nach Schulbildung, Alter und Geschlecht (RKI 2007, S. 114; Quelle: Mensink et al. 2005).

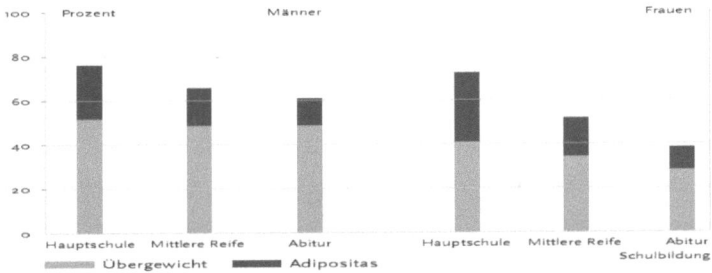

3.2. Typ-2-Diabetes

Etwa vier Millionen Menschen leiden an einer diagnostizierten Zuckerkrankheit, von denen etwa 80-90 % dem Typ-2-Diabetes zu zuordnen sind. Mit steigendem Alter (Abb.3) erhöht sich der relative Anteil der Zuckererkrankten (vgl. RKI 2007).

Abbildung 3: Prävalenz des Diabetes mellitus nach Altersgruppen und Geschlecht für die 18- bis 79-Jährigen (RKI 2007, S. 20; Quelle: Thefeld 1999).

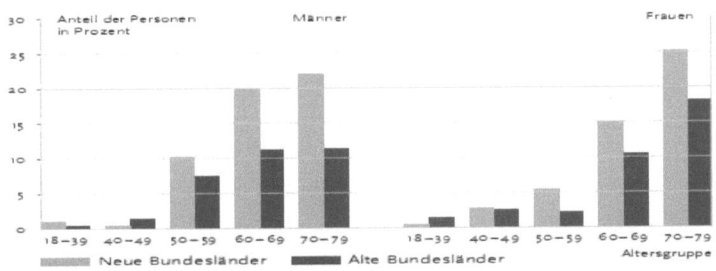

Besonders ab der Alterskohorte der 50 bis 59- Jährigen steigt der Anteil der Zuckererkrankten signifikant an. „Bis zum 70. Lebensjahr sind die Männer öfter betroffen, danach die Frauen" (RKI 2007, S. 20). Zudem sind Menschen aus den neuen Bundesländern und Personen mit einem niedrigeren sozioökonomischen Status häufiger „(…) von einem so genannten nicht insulinpflichtigen Diabetes (in der Regel Txp-2-Diabetes) betroffen (…)" (RKI 2007, S. 21).

3.3. Herz-Kreislauf-Krankheiten

Die häufigsten Todesursachen bei Frauen und Männern in Deutschland sind die Herz-Kreislauf-Krankheiten. Insgesamt verursachen sie die höchsten Behandlungskosten, „(…) wobei vor allem die so genannte koronare Herzkrankheit, sowie der Schlaganfall zu Buche schlagen" (RKI 2007, S. 23). Der Verteilungsschwerpunkt der Morbidität, sowie der Mortalität liegt sowohl bei den koronaren Herzkrankheiten[14], als auch bei den Schlaganfällen[15] in den höheren Alterskohorten und steigt kontinuierlich mit fortlaufendem Alter an.

Abbildung 4: Anzahl der im Jahr 2002 aus dem Krankenhaus entlassenen vollstationären Patienten mit zerebrovaskulären Krankheiten nach Alter und Geschlecht (RKI 2007, S. 26; Quelle: Statistisches Bundesamt 2004).

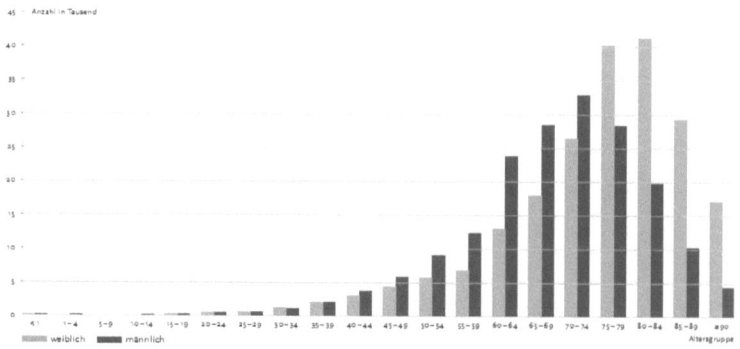

Insbesondere ab dem 60. Lebensjahr ist mit einem erhöhten Erkrankungsrisiko zu rechnen. Überdies weisen Frauen ab dem 75. Lebensjahr ein signifikant erhöhtes (Abb.4) zerebrovaskuläres Erkrankungsrisiko auf als Männer (vgl. RKI 2007).

---

[14] Hier Mortalität des akuten Myokardinfarkts und Prävalenz der Herzinfarktmorbidität.
[15] Hier zerebrovaskuläre Krankheiten.

8

Inwiefern sozioökonomische Faktoren zu einer höheren Prävalenz der hier vorgestellten Herz-Kreislauf-Krankheiten beitragen können, ist nicht bekannt.

3.4. Krebs[16]

„Krebsleiden sind nach den Herz-Kreislauf-Krankheiten die zweithäufigste Todesursache bei Frauen und Männern in Deutschland" (RKI 2007, S. 40). Die Prävalenz für Krebserkrankungen ist nicht bekannt, wohl aber die altersspezifische Inzidenz (Abb.5) für das Jahr 2004 (vgl. Schauder 2005; RKI & GEKID 2008). „Die Zahl der jährlich auftretenden Neuerkrankungen an Krebs [...] wird auf ca. 230.500 Erkrankungen bei Männern und auf ca. 206.000 bei Frauen geschätzt" (RKI & GEKID 2008, S. 17).

Abbildung 5: Schätzung der altersspezifischen Inzidenz in Deutschland 2004, ICD 10 C00-97 ohne C44. Neuerkrankungen pro 100.000nach Alter und Geschlecht (RKI & GEKID 2008).

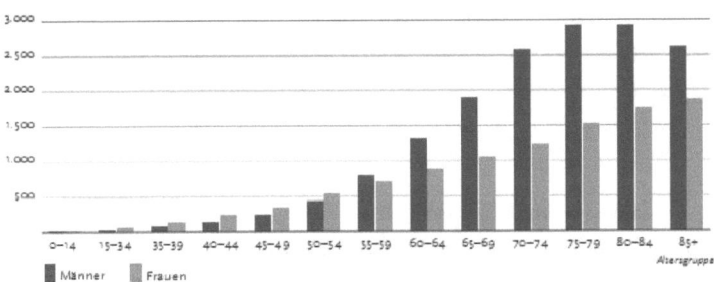

Für beide Geschlechter liegt das mittlere Erkrankungsalter bei 69 Jahren und die Zahl der Neuerkrankungen nimmt ab dem 60. Lebensjahr signifikant zu (vgl. RKI & GEKID 2008).

---

[16]   Unter Krebs [...] werden alle bösartigen Neubildungen einschließlich primär systemischer Lymphome und Leukämien verstanden" (RKI & GEKID 2008, S. 17).

3.5. Zusammenfassung: Chronische Erkrankungen

Für die hier kurz dargestellten chronischen Erkrankungen ist festzuhalten, dass sich die höchsten Prävalenz- bzw. Inzidenzraten ab dem 50. und 60. Lebensalter manifestieren. Weiterhin sind vertikale als auch horizontale soziale Ungleichheiten bei den einzelnen Krankheitsbildern zu identifizieren.

Unter Berücksichtigung der Ergebnisse der 11. koordinierten Bevölkerungsvorausberechnung (vgl. Statistisches Bundesamt 2006) wird sich zudem der Anteil der älteren Bevölkerung vom Jahr 2009 bis zum Jahr 2050 (siehe Anlage Abb. 1-3) signifikant erhöhen und unter ceteris paribus Bedingungen[17] somit auch der absolute Anteil der oben beschriebenen, chronischen Erkrankungen (vgl. RKI 2007). Folglich stellen die hier vorgestellten chronischen Erkrankungen eine große Herausforderung an die heutige[18] und an die zukünftige gesundheitliche Versorgung von älteren Patienten in Deutschland dar.

Ob ältere Patienten in Deutschland das Internet zum gesundheitsbezogenen Informationsgewinn nutzen, nutzen können und ob diese Informationen Unsicherheiten reduzieren können, wird in den nachfolgenden Kapiteln erläuternd dargestellt.

4. Statistische Kennzahlen zur (gesundheitsbezogenen) Internetnutzung der Personengruppe 50+

Wie sich die alterspezifischen Anteile zur Nutzung bzw. zur Nichtnutzung des Internets in Bezug auf die gesundheitsbezogenen Internetnutzung in Deutschland verhalten, wird im anstehenden Unterkapiteln dargelegt.

---

[17] Hier wird von einer Status-quo-Berechnung ausgegangen.
[18] Der Anteil von Personen mit 65 und älter im Jahr 2005 ist besonders im Osten signifikant niedriger (siehe Anlage Abb.4).

4.1. On[19]-, Offliner[20] und Nutzungsplaner[21] der Personengruppe 50+

Der Anteil der Onliner der Personengruppe 50+ ist vom Jahr 2001 von 15,6 % bis auf 40,3 % im Jahr 2008 angestiegen (siehe Anlage Abb.5). Zeitgleich hat sich der prozentuale Anteil der Offliner von 76,8 % auf 55 % minimiert. Der relative Anteil der Nutzungsplaner im Jahr 2008 mit 4,7 deutet im Vergleich zu den Vorjahren auf einen negativen Trend (Ø -1,07) hin (vgl. TNS Infratest & Initiative D21 2005, 2006, 2007, 2008). Als Hauptgrund, warum eine private Online-Verbindung eingerichtet worden sei, gaben die über 50-Jährigen an, dass die Erlangung von interessanten Informationen (66%) und grundsätzlich die Möglichkeit der medialen Kommunikation (63%) als primäre Hintergründe anzusehen seien (vgl. Buchwalder 2001).

Wird die Personengruppe 50+ in weitere Altersgruppen differenzierter betrachtet (siehe Anlage Abb.6), so ist festzustellen, dass der Anteil der Onliner mit steigendem Alter niedriger und der Anteil der Offliner höher wird (vgl. Buchwalder 2001; AGOF e.V. 2008b; Czajka & Mohr 2008; Forschungsgruppe Wahlen e.V. 2008). Weiterhin ist die Verteilung der Onliner innerhalb Deutschlands nicht homogen (siehe Anlage Abb.7), sondern es sind signifikant niedrigere Werte (Index 100 = 40,3%) im Osten vorhanden (vgl. TNS Infratest & Initiative D21 2008).

Über alle Altersgruppen hinweg waren 2008 insgesamt 65,1 % der Menschen Onliner, nur 29,9 % Offliner und 4,9 % Nutzungsplaner (vgl. TNS Infratest & Initiative D21 2008). Im Vergleich zu der Personengruppe 50+ wird klar, dass diese den geringsten Anteil der Onliner und den höchsten Anteil der Offliner darstellt und folglich nicht die primäre Nutzungsgruppe des Internets ist. Des Weiteren wird im zeitlichen Trend im Vergleich zu den beiden anderen Altersgruppen deutlich, dass die Personengruppe 50+ den geringsten relativen Prozentpunktezuwachs (24,7) bis 2008 vorweisen kann (siehe Anlage Tab.1).

---

[19] Onliner sind „(...) Nutzer des Internets, unabhängig von Ort und Grund der Nutzung" (TNS Infratest & Initiative D21 2008, S. 9).

[20] Offliner sind „(...) Nichtnutzer ohne Nutzungsplanung" (TNS Infratest & Initiative D21 2008, S. 9).

[21] Nutzungsplaner sind „(...) Nichtnutzer mit Absicht, innerhalb der nächsten 12 Monate das Internet zu nutzen" (TNS Infratest & Initiative D21 2008, S. 9).

4.2.　Vulnerable Gruppen von On- und Offliner der Personengruppe 50+

Frauen (31,3 %) waren gegenüber Männern (51,0 %) im Jahr 2008 (siehe Anlage Abb.8) weniger Online (vgl. AGOF e.V. 2008a; Czajka & Mohr 2008). Dieser Geschlechterunterschied ist im Vergleich zum Vorjahr sogar vergrößert worden. Lag die Differenz in 2007 noch bei 16,5 Prozentpunkten, so liegt sie aktuell schon bei 19,7 Prozentpunkten (vgl. TNS Infratest & Initiative D21 2008).

Auch der Faktor Bildung stellt eine bedeutende Variable (vgl. Forschungsgruppe Wahlen e.V. 2008) bei der Verbreitung der Onliner von der Personengruppe 50+ dar. Je niedriger der Bildungsabschluss, desto geringer ist die relative Onliner – Quote (siehe Anlage Abb.9). Lediglich 10,5 % der Personen, die ein Volksschulabschuss ohne Lehre haben, sind Onliner. Demgegenüber stehen 70,4 %, die ein abgeschlossenes Studium vorweisen können (vgl. TNS Infratest & Initiative D21 2008). Diese sozialen Differenzen, die in der Gesellschaft auftreten, werden in der Kommunikationswissenschaft „(...) mit dem Begriff ‚Digital Divide oder ‚Social Divide' diskutiert" (Neverla et al. 2007, S. 35; vgl. auch Marr 2005).

4.3.　Wissenschaftlicher　Forschungsstand　zur　gesundheitsbezogene Internetnutzung

Rund 24% der Deutschen nutzen das Internet als Quelle für Gesundheitsinformationen (vgl. Spadaro & The European Opinion Research Group 2003) und 41,5% der EU-Bürger bzw. 36,8% der Deutschen (vgl. Lausen et al. 2008) glauben, „(...) dass sich das Internet gut eignet, um nach Gesundheitsinformationen zu suchen" (Schmidt-Kaehler 2003, S. 25). In der Altersgruppe 55-80 Jahren sind die männliche Gesundheitsnutzer (22,2%) den weiblichen (12,65%) mit 9,55 Prozentpunkten überlegen (vgl. Lausen et al. 2008; Zillien & Lenz 2008). Bei der kartographischen Verteilung der gesundheitsbezogenen Internetnutzern (siehe Anlage Abb.10) ist deutlich zu erkennen, dass hier ein signifikantes Ost-West-Gefälle vorliegt (vgl. Lausen et al. 2008). Darüber hinaus sind das Wohnen in größeren Städten, eine höhere berufliche Bildung, die Ausübung einer Erwerbstätigkeit, die heimisch technologische Internetausstattung, eine höhere digitale Kompetenz, ein besonderes Interesse an Gesundheit und die Manifestation einer chronischen Erkrankung bedeutende Faktoren, die zu einer erhöhten gesundheitsbezogenen Internetnutzung beitragen (vgl. Lausen et al. 2008; Zillien & Lenz 2008). Insgesamt trägt folglich der gesellschaftlich-wirtschaftliche Status zu einer sozialen Differenzierung[22] der gesundheitsbezogenen Internetnutzung bei (Zillien & Lenz 2008). Des Weiteren zeigt Hill (2001), dass Onliner häufiger als die Offliner alle Behandlungsmethoden kennen und „(...) somit ein Zusammenhang zwischen der interaktiven Nutzung des Internet und der Rolle des mündigen und kompetenten Patienten" (Neverla et al. 2007, S. 46) besteht. Allerdings stellen Baker et al. (2003) fest, dass die Wirkung der rezipierten Gesundheitsinformationen „(...) kaum [einen] Einfluss auf [die] therapeutische[n] Entscheidungen hat" (Neverla et al. 2007, S. 46).

Weiterhin ist ein Trend zur „(...) altruistischen Informationsversorgung durch andere Personen zu beobachten (...)" (Kaltenborn 2001, S. 50, zitiert nach Schmidt-Kaehler 2003, S. 25). Nach einer Befragung von Harris Interactive (2002) suchen etwa 35% (siehe Analage Tab.2) der deutschen Onliner für Freunde und Angehörige, ca. 32% für den Ehepartner, 31% für Eltern oder Schwiegereltern und noch 11% für den Bruder/Schwester oder ein anderes Familienmitglied Gesundheitsinformation aus dem Internet (vgl. Schmidt-Kaehler 2003).

Bei der gesundheitsbezogenen Internetnutzung nach der Studie des Datenmonitors (2002), der Kaiser Family Foundation (2001) und des achten Surveys der Health on the Net Foundation (Boyer et al. 2002) sind primär folgende Gesundheitsthemen/ -inhalte bei den Onlinern von Bedeutung:

- Gesunder Lebensstil, Allergien, Krebs sowie Herz-Kreislauf-Erkrankungen (Datenmonitor 2002),

- Diabetes, Schwangerschaft, HIV/Aids, Gewichtsprobleme, Drogen und Alkohol sowie psychische Erkrankungen (Kaiser Family Foundation (2001) und

---

[22]   Vgl. hierzu auch Uni Hohenheim & TNS Infratest (2008) und die Intensität der Online Nutzung in den Sinus-Milieus.

- Medizinische Literatur, Krankheitsbeschreibungen, Selbsthilfegruppen und klinische Studien (Boyer et al. 2002).

Bei der obigen Auflistung wird deutlich, dass die gesundheitsbezogenen Internetnutzer seltener allgemeine, als vielmehr spezifische Gesundheitsinformationen suchen (vgl. Schmidt-Kaehler 2003). „Die größte Gruppe der Gesundheitssurfer bilden [...] Menschen mit chronischen Erkrankungen [und vom Heilungsprozess enttäuschte Patienten], da der Informationsbedarf hier besonders hoch ist (...)" (Schmidt-Kaehler 2003, S. 26).

5. Vor- und Nachteile von internetbasierten Gesundheitsinformation

Die nachfolgende Tabelle (Tab.1) soll einen kurzen Überblick über die Vor- und Nachteile von internetbasierten Gesundheitsinformationen geben, um im abschließenden Kapitel eventuell vorhandene Forschungsfragen aufzudecken.

Tabelle 1: Kurzübersicht der Vor- und Nachteile einer internetbasierten Gesundheitsinformation für den Patienten; Quelle: Eigene Darstellung in Anlehnung an Schmidt-Kaehler (2003).

Thema	Vorteil	Nachteil
Das Internet ist niederschwellig	X	
Das Internet fördert Patienten-Empowerment	X	
Das Internet verbessert die Gesundheitsinformation von Patienten	X	
Das Internet verbessert die Gesundheitskommunikation insgesamt	X	
Informationen aus dem Internet können die Krankheitsbewältigung verbessern[23]	X	
Mit dem Internet lassen sich spezielle Zielgruppen besonders gut erreichen	X	
Im Internet lassen sich Informationen personalisieren	X	

---

[23] Vgl. hierzu auch Kaltenborn (2001).

Thema	Vorteil	Nachteil
Computervermittelte Kommunikation schwächt den Face-toFace-Kontakt und kann die Rezipienten emotional[24] belasten		X
Das Internet ist kein wirkliches Massenmedium		X
Die Qualität der angebotenen Informationen ist teilweise ungenügend[25]		X
Das Internet kann zu Ungleichheit in der gesundheitlichen Versorgung führen[26]		X
Das Internet ist unübersichtlich[27]		X
Gesundheitsinformationen können das Arzt-Patienten-Verhältnis stören		X
Das Internet wird den strengen Datenschutzrichtlinien bei Patientendaten nicht gerecht		X

6. Zusammenfassung und Ausblick

Zusammenfassend lässt sich feststellen, dass sich die Analyse, „(...) ob und wie weit Menschen Medienangebote nutzen bzw. nutzen wollen und nutzen können, die für ihre Krankheit relevant sind" (Neverla et al. 2007, S. 28), auf einen rezipientenzentrierten theoretischen Ansatz fokussieren sollte. Hierbei stehen insbesondere der situationale Ansatz des Informationsgebrauchs (vgl. Dervin 1998; Bonfadelli 1999), sowie deren Merkmalsfaktoren (vgl. Johnson & Meischke 1993) Bildung, Alter, Geschlecht und der Wohnort nach dem „Comprehensive Model of Information Seeking" im Mittelpunkt.

Bei den hier untersuchten, nicht übertragbaren chronischen Erkrankungen Adipositas, Typ-2-Diabetes, Herz-Kreislauf-Krankheiten und Krebs ist festzuhalten, dass sich die Prävalenz- sowie Inzidenzraten im höheren Lebensalter

---

[24]   Vgl. hierzu auch White & Horvitz (2008).
[25]   „Einen allgemein anerkannten Standard zur Beurteilung der Qualität gesundheitsbezogener Informationsangebote im Web gibt es derzeit nicht" (Hebenstreit & Güntert 2001, S. 279; vgl. hierzu auch Kaltenborn (2001)).
[26]   Vgl. hierzu auch Kaltenborn (2001).
[27]   „Der Nutzen und die Nutzung von Gesundheitsinformationen aus dem Internet könnte wahrscheinlich verbessert werden, wenn die Vielfalt der Angebote in ein (einziges) System integriert und das Problem der variablen inhaltlichen Qualität und Schnittstellen gelöst werden könnte" (Lerch 2001, S. 229).

zwischen dem 50. und 60. Lebensjahr manifestieren. Weiterhin wurde erkannt, dass vertikale und soziale Ungleichheiten bei den chronischen Erkrankungen zu verzeichnen sind. Aufgrund der 11. koordinierten Bevölkerungsvorausberechnung (vgl. Statistisches Bundesamt 2006) ist unter ceteris paribus Bedingungen anzunehmen, dass sich der Bevölkerungsanteil in den höheren Alterslustern, sowie die Prävalenz- bzw. Inzidenzraten, der hier untersuchten chronischen Erkrankungen bis zum Jahr 2050 signifikant erhöhen wird. Demzufolge stellt der Bedarf an eine qualitativ und sozial gleichberechtigte Gesundheitsinformationsvermittlung für die ältere Bevölkerung eine große Herausforderung für die zukünftige gesundheitliche Versorgung dar.

Ob das Internet eine geeignete Kommunikationsform für ältere Patienten in Deutschland darstellt, um über die hier chronische Erkrankungen zu informieren, ist nach den hier vorgestellten Ergebnissen zur gesundheitsbezogenen Inanspruchnahme des Internets und dem Onliner-Anteil der Personengruppe 50+ nur begrenzt denkbar. Zwar sind im Jahr 2008 bereits 40,3% (vgl. TNS Infratest & Initiative D21 2008) der über 50-jährigen online, jedoch nutzen nur 17,4% der 55 bis 80-jährigen Deutschen (vgl. Lausen et al. 2008; Zillien & Lenz 2008) das Internet zur gesundheitsbezogenen Internetnutzung, um sich über spezifische Gesundheitsthemen zu informieren. Hierbei nutzen ältere Personen das Internet aus dem Osten (siehe Anlage Abb.10) signifikant weniger als Gleichaltrige aus dem Westen Deutschlands (vgl. Lausen et al. 2008). Überdies sind zudem weniger Onliner der Personengruppe 50+ im Osten als im Westen (siehe Anlage Abb.7) vorzufinden (vgl. TNS Infratest & Initiative D21 2008), was die Differenz zwischen den gesundheitsbezogenen Internetnutzern zwischen Ost und West weiterhin verstärken könnte.

Zudem ergeben sich bei den Onlinern und den gesundheitsbezogenen Internetnutzern weitere horizontale und soziale Ungleichheiten, die unter dem Begriff „Social Divide" zusammenzufassen sind (vgl. Neverla et al. 2007). Hierzu zählen die primär signifikanten Merkmalsfaktoren Alter, Geschlecht, Bildung, Erwerbstätigkeit, Internetausstattung und digitale Kompetenzen.

Auch wenn die Personengruppe der chronisch Erkrankten grundsätzlich die größte Gruppe der gesundheitsbezogenen Internetnutzung darstellt (vgl. Schmidt-Kaehler 2003), wird deutlich, dass vor allem chronisch Erkrankte und Offliner von sozialen Ungleichheiten betroffen sind. Folglich wird die Grundvoraussetzung, um eine geeignete gesundheitsbezogene Internetnutzung für chronisch Erkrankte zu praktizieren, signifikant negativ beeinflusst. Selbst wenn allen Betroffenen der Zugang zu dieser Kommunikationsform zugänglich gemacht würde, ist immer noch fraglich, inwieweit die Vor- die Nachteile eines solchen zusätzlichen Informationsmediums aufheben würden.

Auch wenn in Deutschland die Mediennutzung im Krankheitsverlauf erst am Beginn steht, wird das Internet als Kommunikationsmedium weiterhin eine steigende Bedeutung erfahren, „(…) in deren Folge sich das gesamte Gefüge der Medizin- und Gesundheitskommunikation verändern könnte" (Neverla et al. 2007, S. 47). Deshalb sollten sich zukünftige Forschungsfragen, die im Zusammenhang mit chronischen Erkrankungen stehen, auch immer mit dem Kommunikationsmedium Internet und dessen eigenen spezifischen Kontext beim Krankheitsverlauf auseinandersetzen.

7. Anhang

Abbildung 1: Altersverteilung Deutschland 2009 – Variante 1-W1 in 1.000; Quelle: Statistische Bundesamt (2006).

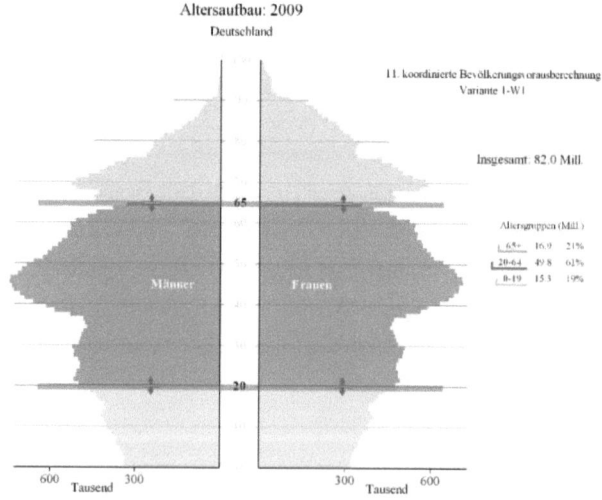

Abbildung 2: Altersverteilung Deutschland 2025 – Variante 1-W1 in 1.000; Quelle: Statistische Bundesamt (2006).

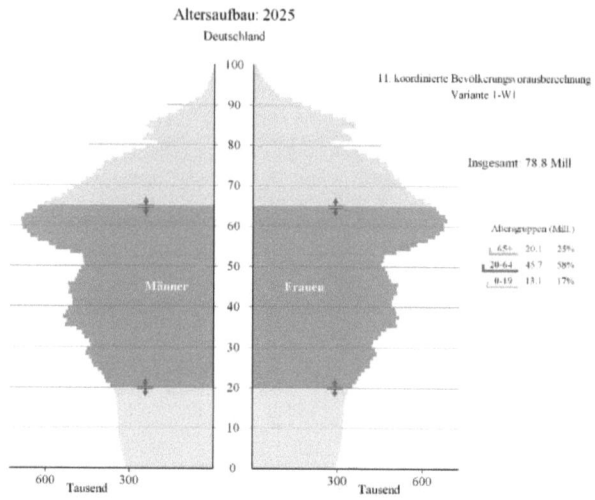

Abbildung 3: Altersverteilung Deutschland 2050 – Variante 1-W1 in 1.000; Quelle: Statistische Bundesamt (2006).

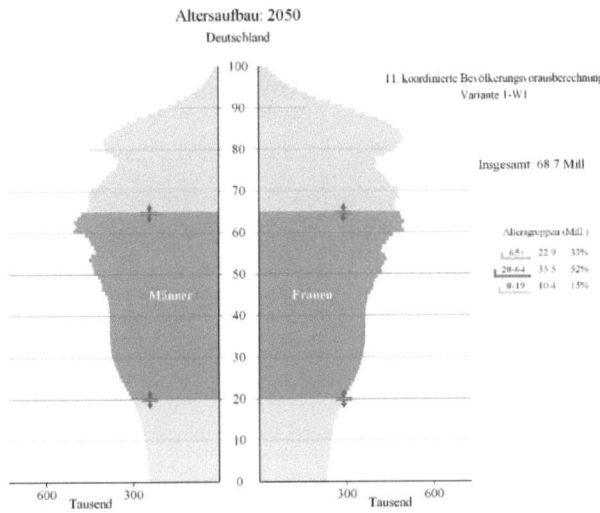

Abbildung 4: Anteil der Bevölkerung von 65 und mehr Jahren an der Gesamtbevölkerung 2005 in Prozent; Quelle: Interaktiver Atlas zur Regionalstatistik[28], Statistische Ämter des Bundes und der Länder (2009).

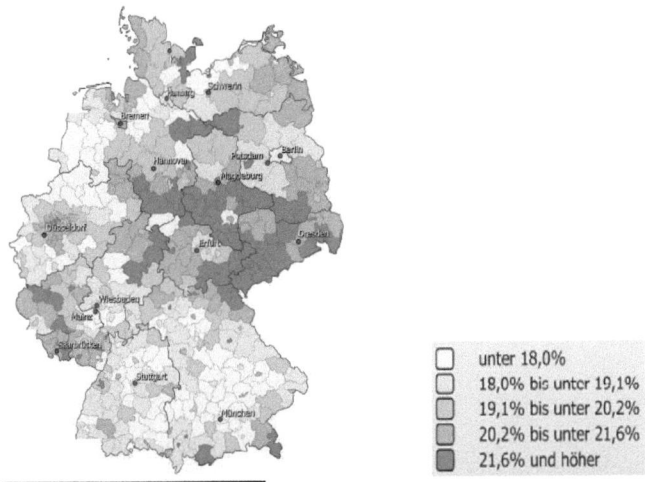

---

28   Atlas zur Regionalstatistik unter: http://www.destatis.de/onlineatlas/atlas/client/atlas.svg
      zu finden. Hier kann sich der Internetuser nach seinen Bedürfnissen archivierte Daten in
      kartographischer Form darstellen lassen.

Abbildung 5: Internetnutzung und -planung der On-, Offliner und Nutzungsplaner nach Alter in den Jahren 2001 bis 2008; Quelle: TNS Infratest und Initiative D21 2008, S. 14.

Jahresübersicht Onliner (Angaben in %)

Alter	'01	'02	'03	'04	'05	'06	'07	'08
14-29	63,4	69,6	77,2	80,2	82,8	86,5	88,1	91,3
30-49	48,0	54,7	66,3	68,2	71,2	74,1	77,1	81,5
50+	15,6	18,3	25,0	28,2	30,5	33,7	35,4	40,3

Jahresübersicht Nutzungsplaner (Angaben in %)

Alter	'01	'02	'03	'04	'05	'06	'07	'08
14-29	12,1	10,2	8,0	6,8	6,9	5,7	5,3	4,4
30-49	13,1	10,4	8,4	7,9	7,3	7,3	6,1	5,6
50+	7,5	5,6	5,8	5,4	5,2	5,3	5,8	4,7

Jahresübersicht Offliner (Angaben in %)

Alter	'01	'02	'03	'04	'05	'06	'07	'08
14-29	24,5	20,2	14,8	13,0	10,3	7,8	6,6	4,4
30-49	38,9	34,9	25,3	23,9	21,4	18,7	16,7	12,9
50+	76,8	76,1	69,2	66,4	64,3	61,1	59,0	55,0

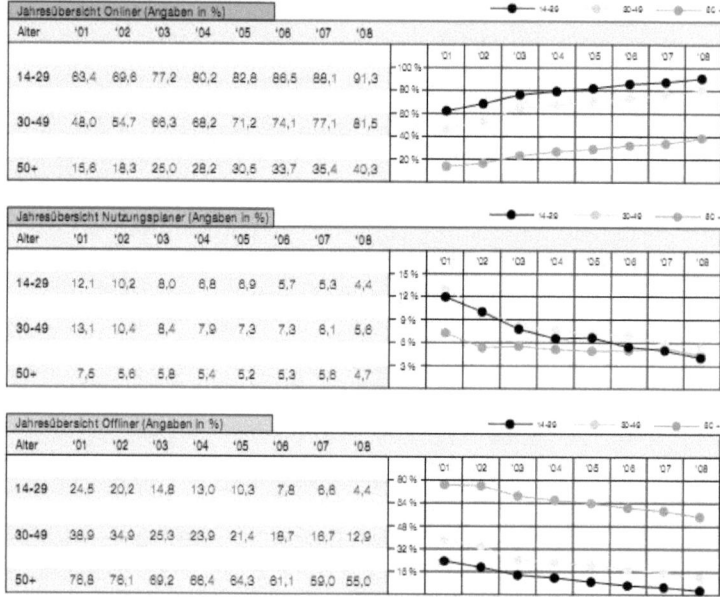

Abbildung 6: Altersspezifische Internetnutzung des Jahres 2008; Quelle: TNS Infratest und Initiative D21 2008, S. 14.

2008 (Angaben in %)

Alter	Basis	Onliner	Nutzungsplaner	Offliner
14-19	4.232	93,7	3,6	2,7
20-29	6.773	89,8	4,8	5,4
30-39	8.198	85,4	5,3	9,3
40-49	9.868	78,2	5,8	16,0
50-59	7.632	63,5	5,8	30,7
60-69	7.958	41,6	5,5	52,9
≥ 70	7.843	16,3	2,9	80,8
gesamt	52.503	65,1	4,9	29,9

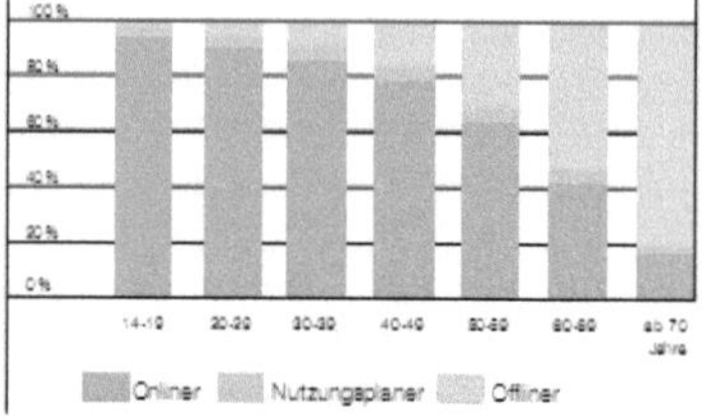

Abbildung 7: Onliner der Personengruppe 50+ differenziert nach Bundesländern in Abhängigkeit vom Bundesdurchschnitt; Quelle: TNS Infratest und Initiative D21 2008, S. 24.

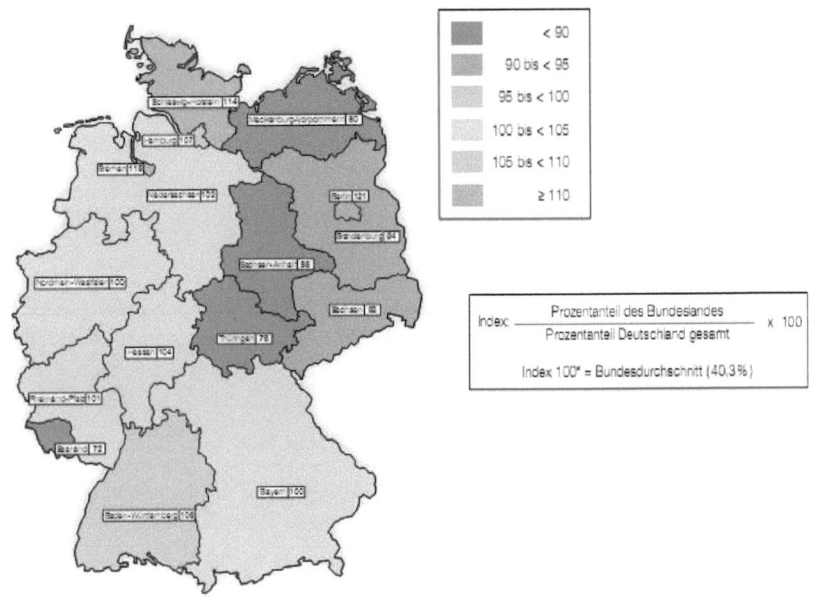

Abbildung 8: Internetnutzung der Personengruppe 50+ nach Alter und Geschlecht 2008; Quelle: TNS Infratest und Initiative D21 2008, S. 48.

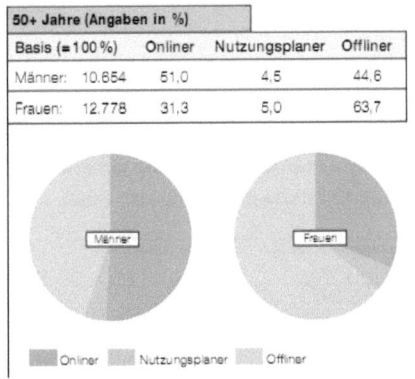

50+ Jahre (Angaben in %)			
Basis (= 100 %)	Onliner	Nutzungsplaner	Offliner
Männer: 10.654	51,0	4,5	44,6
Frauen: 12.778	31,3	5,0	63,7

Abbildung 9: Internetnutzung der Personengruppe 50+ nach Alter und Bildung 2008; Quelle: TNS Infratest und Initiative D21 2008, S. 49.

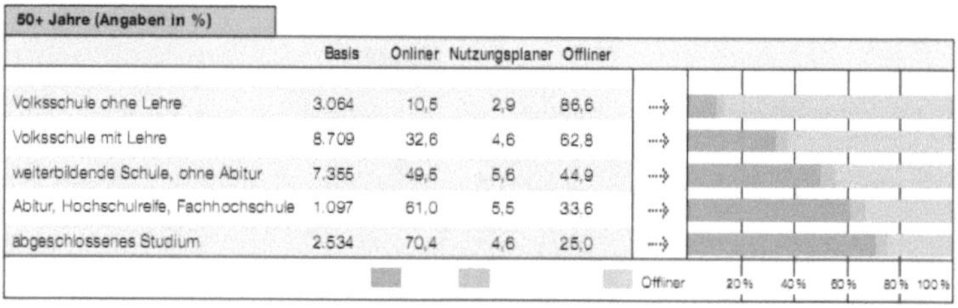

50+ Jahre (Angaben in %)	Basis	Onliner	Nutzungsplaner	Offliner	
Volksschule ohne Lehre	3.064	10,5	2,9	86,6	···>
Volksschule mit Lehre	8.709	32,6	4,6	62,8	···>
weiterbildende Schule, ohne Abitur	7.355	49,5	5,6	44,9	···>
Abitur, Hochschulreife, Fachhochschule	1.097	61,0	5,5	33,6	···>
abgeschlossenes Studium	2.534	70,4	4,6	25,0	···>

Abbildung 10: Etablierte[29] e-Health Internetnutzer 2007 differenziert nach Bundesländern; Quelle: Lausen et al. 2008, S. 6.

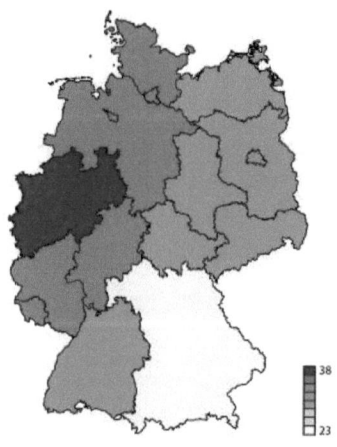

Tabelle 1: Relativer Prozentpunktezuwachs der Onliner von 2001 bis 2008 differenziert nach Altersgruppen; Eigen Darstellung, Datengrundlage TNS Infratest & Initiative D21 (2008).

Altersgruppe	Relativer Prozentpunktezuwachs von 2001 bis 2008 der Offliner
14 – 29	27,9
30 – 49	33,5
50+	24,7

---

[29] Die mindestens ein oder mehrmals das Internet zu gesundheitsbezogenen Themen nutzen (vgl. Lausen et al. 2008).

Tabelle 2: Versorgung mit Gesundheitsinformationen von Freunden und Angehörigen; Quelle: Harris Interactive 2002, o. S. .

„Ich suche Gesundheitsinformationen aus dem Internet für..."	Anteil Gesundheits- surfer (D)
mich selbst.	81%
meinen Ehepartner.	32%
mein Kind / Enkel.	21%
einen Freund oder Kollegen.	35%
meine Eltern / Schwiegereltern.	31%
meinen Bruder / meine Schwester.	11%
ein anderes Familienmitglied.	11%

8. Literaturverzeichnis

AGOF e.V. (2008a). Berichtsband – Teil 1 zur Internet facts 2007 –IV. Frankfurt am Main: AGOF e.V. .

AGOF e.V. (2008b). Internet facts 2007 – IV. Graphiken zu dem Berichtsband. Frankfurt am Main: AGOF e.V. .

Atkin, C. (1973). Instrumental Utilities and Information Seeking. In P. Clarke (Hrsg.), New Models in Mass Communication Research (S. 205–247). Beverly Hills/London: Sage.

Baker, L. / Wagner, T. / Singer, S. / Bundorf, M. (2003). Use of the Internet and E Mail for Health Care Information. Results From a National Survey. Journal of Medical Assoziation 89, 18, 2400-2406.

Beom, K.-K. (2002). Zur Konzeptualisierung einer neuen massenmedialen Kommunikationsform. Dissertation an der Universität Bremen: Uni Bremen.

Bonfadelli, H. (1999). Medienwirkungsforschung. Konstanz: UVK.

Boyer, C. / Provost, M. / Baujard, V. (2002). Highlights of the 8th HON Survey of Health and Medical Internet Users. Health on the Net Foundation. Verfügbar unter: http://www.hon.ch/Survey/8th_HON_results.html [Stand: 11.06.2003].

Buchwalder, M. (2001). Wie man erfolgreich mit den über 50-Jährigen im Internet kommuniziert. Diplomarbeit. Hochschule der Künste Berlin: HS Berlin.

Czajka, S. & Mohr, S. (2008). Informations- und Kommunikationstechnologien in privaten Haushalten. Ergebnisse der Erhebung 2007. Wirtschaft und Statistik 9/2008, 764-771.

Datenmonitor (2002). Who is Looking for Health Information Online? A Segmentation Analysis of the Online Consumer. New York: Datenmonitor.

Dervin, B. (1998). Sense-Making theory and practice: An overview of user interests in knowledge seeking and use. Journal of Knowledge Management, 2, 2, 36-46.

Forschungsgruppe Wahlen e.V. (2008). Internet-Strukturdaten – Repräsentative Umfrage – III.Quartal 2008. Mannheim: Forschungsgruppe Wahlen e.V. . Forschungsstelle für Medienwirtschaft und Kommunikationsforschung.

Harris Interactive (2002). Four-Nation Survey Shows Widespread but Different Levels of Internet Use for Health Purposes. Harris Interactive Health Care News 2, 11.

Hebenstreit, S. & Güntert, B. (2001). Qualitätsaspekte der Online Gesundheitskommunikation. In K. Hurrelmann (Hrsg.), Moderne Gesundheitskommunikation – Vom Aufklärungsgespräch zur E-Health (S. 277-289) Bern: Huber.

Hill, S. (2001). „Internet-Challenge" im Gesundheitswesen. Der informierte Patient will neue Formen des Angebots. Neue Züricher Zeitung, 82, 07.04.2001, 28.

Höflich, J. (1997). Zwischen massenmedialer und technisch vermittelter interpersonaler Kommunikation – Der Computer als Hybridmedium und was die Menschen daraus machen. In K. Beck & G. Vowe (Hrsg.), Computernetze – ein Medium öffentlicher Kommunikation (S. 85-104) Berlin: Spieß.

Hurrelmann, K. & Leppin, A. (2001). Moderne Gesundheitskommunikation. Vom Aufklärungsgespräch zur E-Health. Bern: Huber.

Johnson, J. & Meischke; H. (1993). A Comprehensive Model of Cancer-Related Information Seeking Applied to Magazines. Human Communication Research, 19,3 343-367.

Kaiser Family Foundation (2001). Generation Rx.com. How Young People Use the Internet for Health Information. Menlo Park: Kaiser Family Foundation.

Kaltenborn, K.-F. (2001). Medizin- und gesundheitsrelevanter Wissenstransfer durch Medien. In K. Hurrelmann (Hrsg.), Moderne Gesundheitskommunikation – Vom Aufklärungsgespräch zur E-Health (S. 36-69) Bern: Huber.

Lausen, B. / Potapow, S. / Prokosch, H.-U. (2008). Gesundheitsbezogene Internetnutzung in Deutschland 2007. In GMS Medizinische Informatik, Biometrie und Epidemiologie 2008, 4(2), 1-12.

Lerch, M. (2001). Gesundheitskommunikation über das Internet. In K. Hurrelmann (Hrsg.), Moderne Gesundheitskommunikation – Vom Aufklärungsgespräch zur E-Health (S. 224-233) Bern: Huber.

Marr, M. (2005). Internetnutzung und politische Informiertheit: Zur digitalen Spaltung der Gesellschaft. Konstanz: UVK.

Mensink, G. / Lampert, T. / Bergmann, E. (2005). Übergewicht und Adipositas in Deutschland 1984 – 2003, Bundesgesundheitsblatt 48, 12, 1348 – 1356.

Meyen, M. (2001). Mediaforschung, Medienfunktion, Nutzungsmuster. Konstanz: UVK.

Mielck, A. & Helmert, U. (2006). Soziale Ungleichheit und Gesundheit. In K. Hurrelmann / U. Laaser / O. Razum (Hrsg.), Handbuch Gesundheitswissenschaften, 4. vollständig überarbeitete Auflage (603-623). Weinheim und München: Juventa.

Napoli, P. (2001). Consumer Use of Medical Information from Electronic and Paper Media. In R. Rice & J. Katz (Hrsg.), The Internet and Health Communication. Thousand Oaks: Sage, 79-98.

Neverla, I. / Brichta, M. / Kamp, H.-C. / Lüdecke, D. (2007). Wer krank ist, geht ins Netz: eine empirische Untersuchung zur Medien- und Internetnutzung im Krankheitsverlauf. München: Fischer.

RKI (Hrsg.) (2007). Gesundheit in Deutschland. Gesundheitsberichterstattung des Bundes, 2. Auflage Februar 2007. Berlin: RKI.

RKI (Hrsg.) & GEKID (2008). Krebs in Deutschland 2003 – 2004 Häufigkeiten und Trends. 6. überarbeitete Auflage. Berlin: RKI & GEKID.

Schauder, P. (2005). Medizinischer Reformbedarf im deutschen Gesundheitssystem und gesellschaftliches Umfeld. In P. Schauder / H. Berthold / H. Eckel, G. Ollenschläger (Hrsg.), Zukunft sichern: Senkung der Zahl chronisch Kranker. Verwirklichung einer realistischen Utopie (3-17). Köln: Deutscher Ärzteverlag.

Schmidt-Kaehler, S. (2003). Internetkompetenz für Menschen mit chronischen Erkrankungen. Bielefeld: Institut für Pflegewissenschaften an der Universität Bielefeld.

Spadaro, R. & The European Opinion Research Group (2003). European Union citizens and sources of information about health. Verfügbar unter: http://europa.eu.int/comm/health/ph_information/documents/eb_58_en.pdf [Stand: 27.06.2003].

Statistische Ämter des Bundes und der Länder (2009). Interaktiver Atlas zur Regionalstatistik. Verfügbar unter: http://www.destatis.de/onlineatlas/atlas/client/atlas.svg [Stand: 14.01.2009].

Statistisches Bundesamt (2004). Diagnosedaten der Krankenhauspatientinnen und-patienten (einschl. Sterbe- und Stundenfälle). Wiesbaden: Statistisches Bundesamt.

Statistisches Bundesamt (2006). Bevölkerung Deutschlands bis 2050. 11. koordinierte Bevölkerungsvorausberechnung. Wiesbaden: Statistisches Bundesamt.

Stolz, J. (2000). Soziologie der Fremdenfeindlichkeit. Theoretische und empirische Analysen. Frankfurt am Main: Campus Verlag.

Thefeld, W. (1999). Prävalenz des Diabetes mellitus in der erwachsenen Bevölkerung Deutschlands. Gesundheitswesen 61, 2, 85-89.

TNS Infratest & Initiative D21 (2005). (N)Onliner Atlas 2005 – Eine Topographie des digitalen Grabens durch Deutschland. München; TNS Infratest.

TNS Infratest & Initiative D21 (2006). (N)Onliner Atlas 2006 – Eine Topographie des digitalen Grabens durch Deutschland. München; TNS Infratest.

TNS Infratest & Initiative D21 (2007). (N)Onliner Atlas 2007 – Eine Topographie des digitalen Grabens durch Deutschland. München; TNS Infratest.

TNS Infratest & Initiative D21 (2008). (N)Onliner Atlas 2008 – Eine Topographie des digitalen Grabens durch Deutschland. München; TNS Infratest.

Universität Hohenheim & TNS Infratest (Hrsg.) (2008). Nutzung und Akzeptanz von Internet und E-Commerce. Stuttgart – München; Universität Hohenheim & TNS Infratest.

White, R. & Horvitz, E. (2008). Cyberchondria: Studies of the Escalation of Medical Concerns in Web Search. Microsoft Research. Verfügbar unter: http://research.microsoft.com/pubs/76529/tr-2008-178.pdf [Stand: 14.01.2009].

Zillien, N. & Lenz, T. (2008). Gesundheitsinformationen in der Wissensgesellschaft. Empirische Befunde zur gesundheitlichen Internetnutzung. In Stegbauer, C. & Jäckel, M. (Hrsg.), Social Software - Formen der Kooperation in computerbasierten Netzwerken (S. 155-173). Wiesbaden; VS Verlag für Sozialwissenschaften.